AF395967

MÉMOIRE

SUR LES

DANGERS DU MERCURE,

ET LES AVANTAGES

D'UNE MÉTHODE VÉGÉTALE,

DÉPURATIVE ET RAFRAICHISSANTE

DANS LE TRAITEMENT DES MALADIES VÉNÉRIENNES RÉCENTES ET INVÉTÉRÉES.

Par le Docteur Belliol,

2me ÉDITION.

Prix 1 fr. 25 c., et 1 fr. 50 c. par la poste.

Paris,

BALLIÈRE, Libraire, rue de l'École-de-Médecine, n. 13 bis;
LADVOCAT, Libraire, au Palais-Royal ;
Et l'AUTEUR, rue des Bons-Enfans, n. 32, près le Palais-Royal

1830.

MÉMOIRE

SUR

UN NOUVEAU MODE DE TRAITEMENT

POUR LA

GUÉRISON DES DARTRES,

APRÈS UN TRAVAIL SUR CETTE MATIÈRE PRÉSENTÉ ET ADMIS A LA
FACULTÉ DE MÉDECINE DE PARIS, LE 4 JANVIER 1825.

Quatrième Édition,

Prix : **2** fr. 50 c. et 3 fr. par la poste.

PARIS,

BAILLIÈRE, libraire, rue de l'École-de-Médecine, n. 13 *bis*,
LADVOCAT, libraire, Palais-Royal.

MÉMOIRE

SUR

LES DANGERS DU MERCURE.

CONSULTATIONS.

Le docteur BELLIOL est tous les jours visible de sept à dix heures du matin, et de midi à deux heures, rue des Bons-Enfans, n° 32, près le Palais-Royal.

————

Le grand nombre de personnes que j'ai soignées et que je soigne en France et dans l'étranger, et avec quelles je corresponds, meⁱ donnent la certitude que ma méthode, qui est simple et facile, est susceptible d'être appliquée avec un égal succès à quelque distance que ce soit.

————

Nota. — Toutes les lettres qui ne seront pas affranchies resteront toujours sans réponse, ex-cepté celles cependant qui, venant de l'étranger, ne pourront être affranchies que jusqu'à la fron-tière.

IMPRIMERIE DE SELLIGUE,
rue des Jeûneurs, n° 14.

MÉMOIRE

SUR LES

DANGERS DU MERCURE

ET SUR LES AVANTAGES

D'UNE MÉTHODE VÉGÉTALE,

DÉPURATIVE ET RAFRAICHISSANTE,

DANS LE TRAITEMENT DES MALADIES VÉNÉRIENNES RÉCENTES
ET INVÉTÉRÉES.

Par le docteur Belliol,

C'est au règne végétal que la médecine
emprunte ses moyens les plus efficaces.
TOMPSON.

DEUXIÈME ÉDITION

REVUE ET AUGMENTÉE.

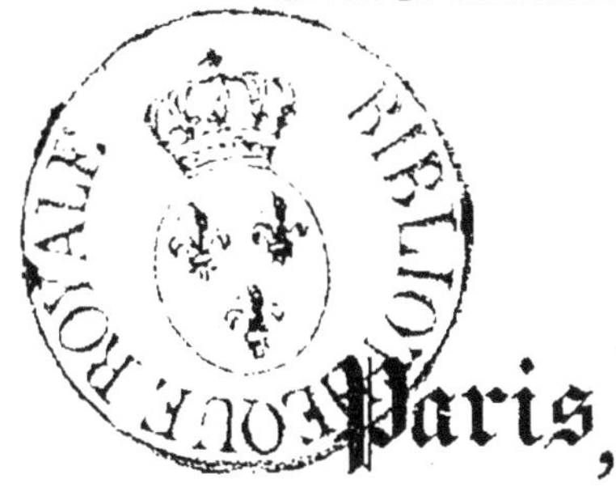

Paris,

BALLIÈRE, LIBRAIRE, RUE DE L'ÉCOLE DE MÉDECINE, n. 13 bis.

LADVOCAT, LIBRAIRE, AU PALAIS-ROYAL,

ET CHEZ L'AUTEUR, RUE DES BONS-ENFANS, N. 52

PRÉFACE.

Livré depuis nombre d'années au traitement des maladies vénériennes, j'ai été à même de signaler non - seulement les dangers, mais encore l'inefficacité des préparations mercurielles, et, tout en appréciant les précieux avantages des substances végétales dans ces maladies, j'ai constaté qu'elles perdaient beaucoup de leur vertu par la manière défectueuse dont elles sont généralement employées; aussi, profitant des ressources que m'offrait la chimie végétale, et encouragé par les heureuses expériences faites à l'hôpital des vénériens à Paris, ainsi qu'à l'hôpital de Saint-Thomas à Londres, j'ai tenté d'administrer, sous forme de poudre la salsepareille , le gaïac et la bardane; j'ai fait subir à ces substances végétales des préparations qui , en les dépouillant de tout ce qu'elles ont d'inerte pour ne leur conserver que leur propriété active , rendent leur principe soluble dans l'eau , et par conséquent susceptible d'être employé sans le moindre dégoût.

J'ai donné à cette poudre éminemment dépurative , des qualités adoucissantes par l'addition de substances gommeuses , propres à calmer l'irritation qui accompagne presque toujours les affections vénériennes.

Ce n'est qu'après de nombreuses expériences insérées dans les journaux de médecine , communiquées à des professeurs de l'école de Paris , à des membres de l'Académie royale de médecine , ainsi qu'aux Académies de Vienne et de Turin, que je me suis décidé à publier cet écrit qui méritera, j'ose l'espérer, non - seulement l'approbation des praticiens physiologistes qui constatent journellement les avantages de la *méthode végétale*, mais encore la confiance des malades auxquels il servira de guide dans le traitement à suivre.

TABLE.

MÉMOIRE

SUR

LES DANGERS DU MERCURE

ET SUR LES AVANTAGES

D'UNE MÉTHODE VEGÉTALE, DÉPURATIVE ET RAFRAICHISSANTE.

CONSIDÉRATIONS GÉNERALES

SUR

LA MALADIE VÉNÉRIENNE.

LA maladie vénérienne, généralement connue sous le nom de *Syphilis*, se transmet, le plus ordinairement, par le rapprochement des sexes ; elle se contracte aussi par l'allaitement, et beaucoup d'enfans trouvent ainsi un poison destructeur dans le premier aliment de la vie. Elle se communique aussi par des baisers voluptueux, par l'application du principe virulent sur différentes parties du corps. On possède plusieurs exemples de la communication de la syphilis par la saignée faite avec une lancette qui, après avoir servi à l'ouverture de pustules véroliques, n'avait pas été ensuite suffisamment nétoyée. Un rasoir malpropre peut encore la communiquer. M. B., dit le docteur Richerand, présidait à la rédaction d'un compte; fatigué de la lenteur et de la difficulté d'un calcul, il prend la plume des mains de son commis, et, après s'en être servi, la porte inconsidérément à sa bouche. Ce commis avait des chancres aux lèvres et sur la langue; il était dans le cours d'un traitement mercuriel secret : la salivation était imminente. Imprégnée de cette bave envenimée, la barbe de la plume transmit incontinent la contagion.

Fabrice de Hilden rapporte un fait extraordinaire : il s'agit d'une demoiselle qui contracta la maladie vénérienne pour s'être masquée avec les vêtemens d'un homme qui en était atteint depuis long-temps.

Le virus vénérien peut rester nombre d'années dans le sang avant de produire des effets sensibles, ainsi que l'avait souvent observé Cataneus. *(Tract. de morbo gallico.)* Il n'est aucun médecin qui n'ait été à même de faire de semblables remarques. J'ai donné mes soins à une dame qui, après avoir cohabité avec une personne saine en apparence, fut bientôt après attaquée d'un écoulement vénérien et d'un chancre de même nature occupant le fond du gosier ; et tout cela sans qu'on aperçût la moindre incommodité chez l'individu qui avait communiqué cette maladie.

Un monsieur vint me consulter pour un ulcère qui avait rongé une grande partie du nez et de la lèvre supérieure. Son aspect me fit juger, au premier coup d'œil, qu'il était de nature vénérienne, quoique le malade prétendît n'avoir jamais éprouvé aux parties génitales le moindre symptôme qui pût lui faire soupçonner cette maladie. Les médecins qui le soignèrent n'obtinrent pas la moindre amélioration, parce qu'ils s'abusèrent sur la cause de cette affection. Ne me départant pas de ma première pensée, je soumis ce monsieur à un traitement anti-vénérien. Cinq mois suffirent pour amener la cicatrisation de cette affreuse plaie et opérer une solide et complète guérison. Ces faits et beaucoup d'autres, que je pourrais citer, prouvent que le principe vénérien peut non-seulement être absorbé dans l'économie sans laisser au dehors la moindre trace de son existence, mais encore ne produire ses ravages que long-temps après sa contagion.

Des praticiens distingués pensent, d'après de nombreuses observations, que la maladie vénérienne peut s'engendrer dans le corps de l'homme. Ils l'ont vue, disent-ils, se développer spontanément chez des personnes très-saines, après un coït immodéré, surtout pendant l'époque de la menstruation. J'ai été à même de faire quelques observations semblables. Partageant cette opinion, que la syphilis n'est autre que la lèpre dégénérée, il ne me répugne point de penser que des personnes affectées de dartres, d'écrouelles, ou de toute autre espèce d'acrimonie humorale, puissent, par l'effet de la cohabitation, donner lieu au développement des symptômes qui constituent le mal vénérien.

Le docteur Weizemann, médecin à Bucharest, prétend qu'on voit souvent la syphilis se développer spontanément; et plusieurs fois il a traité avec le plus grand succès, par les anti-vénériens, des écoulemens, des chancres et des bubons qui avaient été contractés, pendant la première nuit des noces, avec de jeunes houris dont la santé et la virginité ne pouvaient être mises en doute.

Des écrivains modernes assurent qu'on peut prendre cette maladie en couchant dans le même lit avec une personne qui en est infectée. Pourrait-on ne pas admettre cette opinion, lorsqu'on sait qu'à l'époque de l'apparition de la vérole en Europe, cette maladie se communiquait alors par l'air, par les vêtemens, par les ustensiles et le moindre contact? Le docteur Bowman nous apprend que les habitans de Saint-Paul en Canada, où la maladie n'avait été apportée que depuis très-peu de temps, la gagnaient par l'air, en mangeant avec la même cuillère , en buvant dans le même vase , en fumant avec la même pipe. J'ai été à même de donner mes soins à une dame qui avait contracté la maladie vénérienne en buvant dans le verre de sa domestique , qui en était affectée. Le même docteur Bowman dit , dans son rapport au gouvernement anglais, que les malades au Canada perdent le nez , la langue, les yeux , et des portions des extrémités, par ce virus , sans avoir souvent la moindre affection aux parties génitales ; ce qui prouve qu'une personne peut être affectée de la syphilis sans avoir eu ni gonorrhée, ni ulcère , ni aucun autre mal aux organes de la génération.

Les premiers auteurs qui ont décrit les effets de ce poison subtil sur l'économie, datent de la fin du xve siècle , époque à laquelle ce mal, qui très-probablement a existé de tout temps sous des formes et des noms différens , quoique avec des degrés d'intensité très - variables avait pris un aspect si menaçant , et suivi une marche si violente, que toutes les classes de la société en furent fortement effrayées ; car il paraît qu'alors sa communication était encore plus facile que de nos jours, et qu'il y avait infiniment peu de familles qui n'eussent, dans un instant donné, plusieurs de leurs membres qui en fussent atteints. Les opinions diffèrent beaucoup sur l'origine de ce fléau destructeur. Plusieurs écrivains ont pensé que la syphilis n'est point une maladie nouvelle, mais une dégénérescence de la lèpre et des autres affections cutanées qui ont régné d'une manière si générale et si effrayante en Europe depuis le ive jusqu'au xve siècle. La France, à elle seule, offrait alors un si grand nombre de lépreux, qu'en 1225, sous le règne de Louis viii, il y avait dix-neuf mille hôpitaux destinés à les recevoir. Gardane, Sanchez, Perenotti et Clossin, sont, parmi les modernes, les médecins chez lesquels cette opinion paraît le mieux soutenue. De nos jours encore on peut se convaincre de l'affinité qui existe entre la lèpre et le mal vénérien. M. le baron Larrey a observé, en Égypte, que cette première maladie y était souvent la suite d'affections syphilitiques dégénérées. (Voyez *Relation chirurgicale de l'armée d'Orient.*) Cette observation est parfaitement d'accord avec ce que les voyageurs nous disent de la lèpre connue dans l'Inde sous le nom de *Khorah*, qu'on a remarquée être fort souvent la suite de la vérole, principalement de celle qui a été mal traitée.

Livré de bonne heure à l'étude des affections dartreuses et de toutes les maladies qui souillent la peau humaine, il ne me fut point difficile de constater l'intime analogie qui existe entre la èpre et la syphilis ; et quoique cette maladie ait perdu de son intensité , et que ses effets soient moins effrayans, les symptômes qui caractérisent ces deux affections sont presque identiques, puisque toutes deux se manifestent par des pustules , des endurcissemens de la peau , des excroissances hideuses , des ulcères rongeans , des exostoses , et des douleurs nocturnes aux os. Pouvais-je ne point voir dans ces phénomènes la dégénération d'une autre maladie ? Pouvais-je ne point partager cette opinion , que le mal vénérien n'est qu'une modification de la lèpre ?

Sydenham et plusieurs autres médecins ont cru que la maladie syphilitique tirait son origine de la maladie connue en Afrique, sous le nom de *Yaws* ou *Pian.*

D'autres écrivains pensent qu'elle tire son origine de l'Asie. Un ouvrage précieux, imprimé a Calcutta, et publié par une société d'hommes instruits, semble justifier cette assertion. Nous trouvons , dans le second volume de cet intéressant ouvrage, que la maladie vénérienne est connue dans l'Indostan depuis un temps immémorial sous le nom de *feu persan,* et qu'elle y existait avant les voyages de Colomb et de Vespuce dans l'hémisphère occidental. Enfin une dernière opinion , qui semble la plus accréditée , c'est celle émise par Oviedo, qui fait venir la maladie vénérienne d'Amérique , apportée par les soldats de Christophe Colomb , débarqués dans le royaume de Naples en mai 1495 , après avoir séjourné quelque temps à Séville et à Barcelonne , où ils avaient commencé à la répandre.

Sans vouloir balancer les autorités d'une multitude d'écrivains célèbres, sans prononcer au milieu des peuples qu'on a vus s'accuser réciproquement d'avoir propagé cette horrible peste , je me contente de faire observer que M. Sprengel a puissamment combattu l'opinion de ceux qui font provenir la maladie vénérienne des Indes - Occidentales. Les annales des nations contiennent des témoignages irrécusables qui prouvent l'existence de ses symptômes, long-temps avant que Christophe Colomb ne mît à la voile pour entreprendre son immortelle découverte.

Quoi qu'il en soit de l'origine de la syphilis, il est certain que les peuples de l'Europe ont contribué à étendre cette affection. La propagation de ce fléau est une des suites fâcheuses de leurs voyages , de leur commerce , de leur industrie , de leurs guerres, de leurs victoires , de leur domination. Ajoutons que cette maladie a dû augmenter d'intensité à mesure qu'elle a parcouru le globe terrestre, et que, transportée ainsi de climat en climat, elle a dû s'exaspérer par les influences d'une température étrangère. Ajoutons enfin que l'homme a singulièrement multiplié les effets de cette contagion terrible, en trompant les sages intentions de la nature, en exaltant sa sensibilité par des excès inouis, en se créant des besoins et des penchans qui sont l'opprobre de l'espèce humaine. Mais en voilà assez sur l'histoire de l'origine du mal vénérien : signalons les désordres qui peuvent résulter de l'absorption du virus syphilitique, et de son séjour plus ou moins prolongé dans l'économie.

Cette affreuse maladie se reproduit sous tant de formes, elle a des aspects si divers, qu'elle sera long-temps encore un objet d'étude pour les médecins. Elle se manifeste le plus souvent par des écoulemens d'une matière jaune verdâtre, d'une telle acrimonie, que lorsqu'elle est appliquée à la surface du corps d'une personne saine et bien portante, elle y produit une irritation e des symptômes inflammatoires plus ou moins violens, qui sont le prélude d'une infection générale. Plusieurs voies peuvent être la source de cet écoulement, qu'accompagnent souvent les plus vives douleurs.

D'autres fois, ce sont des engorgemens glandulaires situés le plus ordinairement aux aines et aux aisselles, qui ont reçu le nom de *bubons*.

Des pustules, qui sont le résultat de ce mal, peuvent se manifester sur toutes les parties du corps; mais elles se montrent le plus souvent au visage, aux mains, aux pieds, et, dans ce dernier cas, quelquefois les ongles se dessèchent, deviennent rougeâtres et violacés. Ces pustules ont parfois une couleur cuivreuse, verdâtre, qui décèle leur funeste origine. Le front de certains individus en est tellement recouvert, les croûtes qui sont le résultat de leur suppuration sont tellement épaisses et sillonnées à leur surface, que leur physionomie présente l'aspect le plus hideux. Lorsqu'elles se détachent, on ne voit que des excavations profondes qui mettent à nu les papilles nerveuses, et causent de vives douleurs. D'autres fois, le virus syphilitique étend ses ravages jusqu'aux os; il ne se borne pas toujours à produire des douleurs nocturnes atroces : souvent même il les carie profondément, et arrache des cris lamentables aux malheureuses victimes de la syphilis.

C'est par des végétations de formes variées, et et occupant le plus souvent les parties sexuelles, que le mal vénérien décèle son existence. Ces excroissances charnues ont reçu le nom de *porreaux*, de *choux-fleurs*, de *crêtes-de-coq*, de *condylômes*, de *verrues*, selon les formes qu'elles affectent, selon qu'elles occupent les parties génitales, le périnée, l'anus, etc. Ces végétations sont susceptibles de croître sur toutes les parties de la surface cutanée. On les trouve quelquefois sur les bords des paupières, dans les oreilles, dans l'intérieur des fosses nasales. On les remarque au voile du palais et dans l'intérieur de la bouche. Une femme , dit le docteur Alibert, mourut d'une excroissance énorme qui se forma à la base de la langue , et qui acquit un tel développement, qu'elle finit par empêcher le passage des alimens.

Les ulcères syphilitiques désignés sous le nom de *chancres* sont encore le résultat de l'affection que je décris. Ils affectent le plus ordinairement les parties génitales. On en trouve journellement sur les fesses , les cuisses et le ventre des enfans malsains. Ils peuvent occuper toutes les parties du corps. On a observé plusieurs cas où des femmes, attaquées de syphilis, avaient eu le vagin et la matrice totalement rongés par un chancre très-étendu. Le canal de l'urètre, chez l'homme, peut être détruit par des ulcérations vénériennes. Le cuir chevelu , les yeux, les oreilles, le nez , la bouche , la gorge , sont fréquemment infectés par des chancres du plus mauvais caractère.

MM. Sicard et Grellier, médecins d'Angoulême , nous ont communiqué l'observation d'un individu qui était tout couvert d'ulcères syphilitiques. Ces ulcères étaient devenus très-profonds et fistuleux ; ils s'étaient agrandis à un tel point, qu'ils s'étaient tous réunis : en sorte qu'au lieu de tégumens, on voyait sur l'universalité du corps une vaste croûte suppurante , exhalant une puanteur horrible. Ce malade mourut dans un état vraiment déplorable.

Quelquefois, pour comble de malheur, le scorbut vient se joindre à la syphilis invétérée : c'est alors que les malades sont en proie aux plus violentes douleurs. Ils maigrissent de jour en jour; la respiration devient très-difficile; ils ont le hoquet, des tiraillemens atroces dans l'estomac, des insomnies continuelles; leur teint est cuivreux et blafard ; leurs gencives sont molles , fongueuses et sanguinolentes; leur haleine est pestiférée; des taches violacées recouvrent çà et là toute la surface cutanée; il se manifeste des hémorragies nasales ; l'abattement est extrême ; les cheveux tombent; les ongles se rident ; le pouls est déplorable, et la mort vient mettre fin à tant de souffrances.

Tel est le terrible tableau de cette funeste maladie, lorsque, loin d'arrêter ses progrès , on lui laisse prendre un accroissement considérable. Combien d'individus frappés de la contagion syphilitique négligent les ressources de l'art, et s'abandonnent à une dangereuse sécurité , tandis que le poison qu'ils recèlent prépare au loin les douleurs les plus cruelles , les symptômes les plus déplorables, et l'entière désorganisation de tout leur être physique.

Signalons maintenant, aussi succinctement que possible, les dangers des préparations mercurielles et les avantages des substances végétales dans le traitement de la syphilis, nous réservant de décrire d'une manière plus particulière chacun des symptômes qui la constituent, quand il sera question du traitement qu'il est nécessaire de leur opposer.

DU DANGER DES PRÉPARATIONS MERCURIELLES.

Rien ne constate davantage les dangers qui accompagnent l'administration du mercure, que les efforts que l'on fait depuis long-temps pour lui substituer d'autres médicamens qui n'aient pas ses graves inconvéniens. Pour bien connaître les effets du mercure sur notre économie, et ses fâcheuses influences sur l'homme malade, il faut d'abord les étudier sur l'homme sain. Descendons dans les mines où on l'exploite; visitons les ateliers où on l'emploie dans les arts; c'est dans ces lieux que nous pourrons nous faire une juste idée de ses horribles effets. C'est dans ces mines, ces ateliers, que l'on rencontre des hommes, jeunes encore, déjà accablés d'infirmités, décrépits avant d'avoir vieilli, et tous, jeunes et vieux, en proie à des maladies aiguës et chroniques. S'ils ne sont pas suffoqués dans les premiers temps qu'ils se livrent à l'exploitation de ce métal dangereux, le mercure qui pénètre leur corps les fait périr de langueur; presque tous deviennent paralytiques, et meurent de consomption.

Le mercure porte une action irritante sur l'estomac et les intestins. M. Colson a vu des accidens d'empoisonnement se manifester après l'injection dans l'estomac d'un quart de grain de mercure (sublimé corrosif) dissous dans de l'eau. Des cancers de l'estomac, vulgairement appelés maladies du pilore, des diarrées opiniâtres, des dyssenteries fort douloureuses, et des ulcérations dans le canal intestinal, sont très-souvent la suite de l'emploi des préparations mercurielles. M. le docteur Charnay a publié des observations (*Journal universel de médecine*) qui constatent qu'une irritation gastrique, résultat d'un seul traitement mercuriel, n'exige pas moins de six mois ou un an pour être détruite. Des observations faites et publiées par ordre du gouvernement, sur les différentes méthodes d'administrer le mercure, et puisées dans l'ouvrage de Horne, constatent que les préparations mercurielles peuvent décomposer nos humeurs, même assez rapidement, et produire des fièvres putrides mortelles. Le mercure porte très-souvent à la bouche, et détermine des *salivations mercurielles* dont les conséquences sont quelquefois terribles. J'ai donné mes soins à un lampiste qui, par suite de l'emploi de quelques pilules de Béloste, qui, comme on le sait, contiennent très-peu de *mercure doux*, éprouva une salivation que rien ne put arrêter, Les gencives étaient gonflées, saignantes ; la bouche était remplie d'ulcères qui exhalaient une fétidité insupportable. Il mourut, après un mois de souffrances, d'une hydropisie de poitrine et d'un commoncement d'anévrisme au cœur.

L'emploi du mercure est très-dangereux chez les femmes qui ont une menstruation orageuse ; les accidens qui se montrent dans ces cas sont exaspérés par cette préparation. Ce dangereux médicament, administré aux femmes grosses, peut déterminer des hémorragies de matrice capables d'amener l'avortement. Des observations nombreuses viennent à l'appui de notre assertion.

Le mercure porte presque toujours son action délétère sur l'organe respiratoire. Nous avons acquis la preuve qu'il occasione assez fréquemment des crachemens de sang, des douleurs de poitrine, et des pulmonies. Il est d'une observation constante que les enfans nés de parens fatigués par des traitemens mercuriels, apportent une constitution débile et une disposition aux maladies de poitrine.

Par l'effet d'un traitement mercuriel, on voit souvent des ulcères acquérir une dégénérescence cancéreuse; des plaies ordinaires prendre un mauvais caractère, devenir baveuses, et verser une humeur fétide et sanguinolente.

Le mercure porte aussi son action malfaisante sur le système osseux et fibreux. Ainsi, il occasione dans la continuité des membres, et particulièrement aux articulations, des douleurs qu'on peut nommer mercurielles, et qui sont très-probablement causées par le mélange du mercure à nos humeurs. L'expérience démontre journellement ce que Hunter avait observé, que le mercure détermine le gonflement des os et leur carie. Le docteur Penada rapporte, dans les Mémoires de l'Institut impérial et royal lombardo - vénitien, l'observation d'une *chute de la majeure partie de la mâchoire inférieure* par l'effet des fumigations mercurielles. Il est des individus qui, par l'effet d'un traitement mercuriel, éprouvent des douleurs épouvantables qui finissent par amener la carie partielle ou totale des os.

C'est peut-être sur le système nerveux que le mercure porte le plus souvent son action délétère. Ainsi la surdité, la cécité et des tremblemens nerveux sont très-souvent la suite de son emploi.

L'usage de ce médicament porte son action sur le cerveau ; il affaiblit les facultés intellectuelles, produit la stupeur, l'imbécillité, la perte de la mémoire. Le père Edme, chirurgien de l'hospice de Charenton, avait remarqué que sur vingt individus placés dans cette maison pour y être traités de la folie, il y en avait dix-neuf qui avaient été soumis à des traitemens mercuriels.

Les préparations mercurielles, en décomposant et viciant nos humeurs, nous disposent aux affections dartreuses et écrouelleuses.

Souvent ce n'est que dans un temps fort éloigné que se montrent les maladies qui proviennent des traitemens mercuriels prolongés.

Des médecins ont voulu nier que le mercure fût absorbé et transporté dans le système circulatoire. Des faits nombreux constatent sa présence dans nos humeurs et dans la substance intime de nos solides. A l'appui de cette assertion, Walter Pope, dans les *Transactions philosophiques*, année 1665, déclare avoir vu dans les mines de mercure du Frioul un homme qui *était si rempli de mercure*, que lorsqu'il mettait une pièce de cuivre dans sa bouche, elle devenait aussi blanche que de l'argent; il en était de même lorsqu'il la frottait avec ses doigts.

Swediaur rapporte qu'on a trouvé des globules de ce métal dans les poumons d'un homme qui avait long-temps fait usage des préparations mercurielles. Ce médecin, qui a peut-être le mieux étudié les effets du mercure, a observé des cas de salivation invétérée qui ont duré des années, et ne se sont terminés que par l'épuisement et la mort.

Après avoir signalé les graves inconvéniens du mercure, prouvons, par quelques faits seulement, que c'est doublement à tort qu'on a recours à ce médicament infidèle et dangereux.

Feu Cullerier, grand partisan du mercure, avoue, dans les *Archives générales de médecine* (tome XII, page 427), que le mercure ne guérit pas toujours les maux vénériens. Astruc lui-même, cet auteur qui s'est montré si grand enthousiaste des préparations mercurielles, a dressé une liste des affections vénériennes que le mercure ne guérit pas, et ce tableau comprend presque tous les symptômes de la syphilis. Louis avoue qu'il échoue très-souvent. Bromfeil a constaté qu'un grand nombre de cures sont palliatives. Van-Swieten accuse de mensonge les auteurs qui prétendent que le mercure guérit toutes les affections syphilitiques; car il dit avoir rencontré des maladies contre lesquelles il avait en vain administré toutes les préparations mercurielles imaginables. Boerhaave a signalé l'impuissance du mercure contre la carie vénérienne. Enfin, presque tous les auteurs s'accordent à dire que le mercure ne guérit pas toujours la syphilis; et d'ailleurs ce qui démontre d'une manière péremptoire que les cures obtenues par le mercure ne sont que palliatives, c'est l'action que le virus syphilitique continue d'exercer sur les organes de la génération, quoiqu'il ait été combattu par plusieurs traitemens mercuriels. En voilà assez sur les dangers et l'inefficacité de préparations mercurielles.

Si des médecins et des malades persistent, malgré le triste tableau que je viens de dérouler à leurs yeux, à revenir à une médication si évidemment malfaisante, je les engage à lire dans leur intérêt l'ouvrage qu'a publié le docteur Legrand, d'Amiens; ils y trouveront une foule d'observations que ce praticien distingué a recueillies, et qui constatent tous les déplorables effets des préparations mercurielles.

SUPÉRIORITÉ DES SUBSTANCES VÉGÉTALES.

Le gaïac, la salsepareille, la squine, le sassafras, le lobelia-syphilitica, la racine d'astragale, le daphné-mézéréon, le roseau, la saponaire et la bardane, ont tour à tour été employés avec succès dans le traitement des maladies vénériennes. Les bois sudorifiques ont eu un grand nombre de partisans pendant le xvi^c siècle; car alors on les administrait à dose forte, calculée d'après la violence et l'ancienneté de la maladie ; mais ils tombèrent en discrédit vers la fin du xviie et au commencement du xviiie siècle, parce qu'à cette époque on les donnait communément en décoction, et on les privait ainsi de toute leur activité. C'est à cette même époque que les préparations mercurielles eurent quelque crédit ; mais, comme on ne tarda pas à s'apercevoir des graves dangers qu'entraînait souvent leur emploi, les substances végétales reprirent bientôt la faveur dont elles jouissent maintenant depuis soixante ou quatre-vingts ans.

C'est particulièrement aux médecins anglais, et surtout à ceux qui sont placés à la tête des grands hôpitaux militaires, que nous devons des faits nombreux qui ne peuvent plus mettre en doute l'efficacité des substances végétales dans le traitement de la syphilis. Si l'on fouille dans les annales des peuples, il sera facile de constater que le mal vénérien, qui a reçu différens noms selon les contrées où il existe, a toujours trouvé un antidote précieux dans les différens produits du règne végétal. Jetons un coup d'œil rapide sur quelques faits qui viennent confirmer notre assertion.

Les bois sudorifiques, apportés d'Amérique en

1508, furent bientôt employés avec succès contre la syphilis, en Espagne, en Portugal, et peu après en Italie. Hutten, Lecoq, Vesale, Fallope, assurent avec raison que ces substances peuvent guérir les maladies les plus anciennes et les plus rebelles.

Plusieurs médecins ont constaté que les substances végétales anti-vénériennes ont guéri ces affections, lors mêmes qu'elles attaquaient les os ou la peau.

En Égypte, où les affections syphilitiques sont très-communes, les moines les guérissent fort bien sans mercure, par le seul moyen des bois sudorifiques, et sans astreindre leurs malades à la moindre gêne quant au régime, ou à leurs occupations ordinaires.

On vante dans l'Amérique méridionale et dans les Indes-Occidentales, l'emploi des bois sudorifiques, comme des remèdes qui guérissent avec facilité la vérole la plus confirmée.

Dans les grandes Indes, les médecins malais guérissent les affections syphilitiques les plus invétérées, en administrant à leurs malades des décoctions végétales, et des bains de même nature, qui expulsent de leurs corps le mercure qui peut s'y être accumulé par suite de plusieurs traitemens avec ce minéral.

Swediaur parle d'un malade qu'il vit à Londres, qui, étant affecté d'ulcères syphilitiques rebelles au mercure, fut guéri par l'emploi de la salse-pareille *préparée et réduite en poudre*. Je dois avouer que c'est en partie à ce fait que je dois l'heureuse idée d'administrer en poudre les substances végétales.

« L'expérience journalière nous démontre, dit le docteur Lagneau, que les sudorifiques administrés avec exactitude, et selon les règles qui viennent d'êtres tracées, peuvent, dans les cas de syphilis très-anciennes, et, si je puis m'exprimer ainsi, vierges de tout traitement, ainsi que dans ceux où cette affection a éludé l'action bien ou mal dirigée de plusieurs médications mercurielles, dissiper les symptômes les plus invétérés, sans qu'on soit obligé de leur associer le mercure comme auxiliaire. Feu Cullerier, ajoute-t-il, m'a communiqué, en 1803, un grand nombre d'exemples de cures semblables : j'en rapporterai seulement quelques-uns.

» Première observation. Une dame avait à la gorge un ulcère qui avait détruit toute la luette, malgré l'emploi des moyens généraux indiqués dans les maux de gorge ordinaires : l'emploi des substances végétales la guérit en trente jours.

« Deuxième observation. Marie V....., sage-femme, avait, depuis dix ans, un engorgement du périoste de la région inférieure du tibia (os de la jambe), et, depuis trois ans, un gonflement considérable dans toute l'étendue du tibia gauche, lesquels étaient accompagnés de violentes douleurs nocturnes au bras gauche et à l'extrémité inférieure du même côté. Les préparations mercurielles lui furent données sans avantage : elle fut mise à l'usage des sudorifiques, et la guérison fut complète au bout de deux mois.

» TROISIÈME OBSERVATION. Anne P....., âgée de quarante - neuf ans, était attaquée depuis trois mois d'un vaste ulcère à la gorge, qui avait déjà rongé la luette, le voile du palais, ses piliers, ses amygdales, et corrodé la paroi postérieure du gosier dans une grande étendue; cette affreuse maladie s'était manifestée après la guérison d'une chaudepisse (qui sans doute avait été mal soi-gnée). Soumise au traitement végétal, la guérison fut complète après trois mois. »

Ces trois exemples, auxquels j'en pourrais ajouter d'autres non moins curieux, et qui me sont particuliers, paraîtront assez concluans pour convaincre de l'efficacité des médicamens sudo-rifiques employés d'une manière exclusive contre la vérole.

Les bois sudorifiques administrés avec méthode

ne manquent jamais leur effet; et si des médecins, qui d'ailleurs les associent avec avantage aux préparations mercurielles, n'en font point un usage exclusif, c'est, disent-ils, parce que la préparation de ces substances est défectueuse. En effet, elles ne sont employées que sous forme de décoctions et de sirops, et j'avoue qu'ainsi elles ne peuvent remplir tout-à-fait le but qu'on se propose.

Les tisanes ou décoctions non-seulement répugnent aux malades, mais encore fatiguent et affaiblissent l'estomac. Elles ne contiennent que très-peu du principe extractif anti-vénérien, et l'activité des bois sudorifiques est bien amoindrie lorsqu'ils sont administrés sous cette forme; et cependant on ne peut nier leur efficacité, tant est grande le puissance des substances végétales.

Quant aux sirops, je regarde leur action comme nulle. Il entre dans leur composition une partie de liquide sur deux parties de sucre; on les prend par cuillerée, et ce n'est, à proprement parler, que de ce dernier ingrédient qu'on fait usage. Je ne prétends pas que le sucre soit nuisible, mais il ne peut amener la guérison. Et ce qu'il est important de considérer, c'est que les malades perdent un temps précieux pendant lequel ils auraient recours à des moyens plus sûrs et plus efficaces.

On débite dans les pharmacies, ou autrement, des sirops qui tous contiennent du mercure, quoi qu'en disent leurs auteurs. J'ai vu un très-grand nombre de malades qui sont venus me consulter après les avoir employés pendant long-temps et à plusieurs reprises sans aucun succès ; d'autres, par l'usage de ces préparations, ont été affectés d'une forte salivation ; d'autres ont eu des ulcères à la gorge et des os cariés par suite des progrès que l'affection syphilitique avait faits, n'ayant pu être suffisamment combattue par ces inefficaces et dangereuses préparations. D'autres, enfin, ont éprouvé des maux de poitrine, des crachemens de sang, ont perdu la barbe, les cheveux et les dents, par suite de l'emploi de ces sirops, auxquels on ajoute toujours une quantité plus ou moins grande de mercure.

Personne, certes, ne peut nier les avantages incontestables des substances végétales dans le traitement des maladies vénériennes ; mais ce qu'on ne peut nier, c'est qu'elles n'aient été jusqu'à ce jour employées d'une manière défectueuse et propre à diminuer leur efficacité. Les substances végétales perdent de leur énergie lorsqu'elles ne sont point employées sous forme de poudre ; cela est si vrai qu'il n'est aucun médecin qui n'ait été à même de constater que la valériane et le quin-

quina perdent beaucoup de leur efficacité lorsqu'ils sont administrés en décoctions ou en sirops :
aussi les praticiens donnent-ils le plus souvent
ces substances en poudres, délayées dans un liquide quelconque, ou bien mélangées à du sucre
ou du miel.

Livré de bonne heure à l'étude des affections
vénériennes, je ne tardai point à m'apercevoir
des dangers des préparations mercurielles; aussi
les abandonnai-je bientôt pour ne me servir que
des substances puisées dans le règne végétal. Et
tout en constatant les heureux effets de ces
moyens, qui n'offrent pas le plus léger inconvénient, je ne pus m'empêcher de constater aussi
que les bois sudorifiques perdaient beaucoup de leur
efficacité par la manière dont on les administre.
J'étais préoccupé de cette pensée, lorsque, médi-
tant Swediaur, je lus l'observation dont j'ai parlé
plus haut, d'un homme qui, affecté d'ulcères
syphilitiques rebelles au mercure, fut guéri par
la salsepareille préparée et réduite en poudre.
Encouragé par quelques essais qui constatent les
avantages d'une semblable préparation, je conçus
la pensée de faire de nouveaux essais sur chacune
des substances dont j'ai parlé au commencement
de ce chapitre, et je constatai, par des faits sévè-
rement observés, leur degré d'efficacité. Je m'a-

perçus que quelques-unes d'entre elles étaient
douées de plus d'énergie ; et, soumises à de nouveaux essais, j'acquis la certitude que les affections syphilitiques les plus invétérées ne pouvaient
résister à leur emploi, A cet effet, je fis com-
poser avec la *salseparcille*, le *gaïac*, la *bardane*, une poudre à laquelle j'associai avec avantage la *gomme*, le *nitre*, le *sucre* de *lait*, substances diurétiques et rafraîchissantes, propres à
calmer l'irritation qui accompagne, le plus ordinairement, les affections syphilitiques.

Ce mélange, dont je me sers depuis nombre
d'années avec le plus grand succès, n'a point dé-
menti et ne démentira pas, j'en ai la certitude,
la réputation dont il jouit parmi les malades qui
en ont fait usage.

EFFETS ET AVANTAGES DE LA POUDRE VÉGÉTALE.

Cette poudre végétale, dépurative et rafraîchissante détruit, neutralise et expulse au dehors le
virus vénérien, en excitant la sécrétion urinaire,
intestinale, et en favorisant la transpiration in-
sensible.

Elle guérit les affections vénériennes récentes,
et quelque invétérées qu'elles soient. Elle s'adapte
parfaitement bien à tous les âges, à tous les sexes,

à toutes les constitutions : les tempéramens les plus délicats peuvent en faire usage sans le moindre inconvénient. Il est des individus qui , par suite de plusieurs traitemens mercuriels, recèlent dans leur économie des parcelles de ce dangereux métal : l'emploi de cette poudre favorise son expulsion , et délivre ainsi nos organes d'un principe irritant qui peut être la source des plus graves accidens.

MANIÈRE D'EMPLOYER LA POUDRE VÉGÉTALE.

Cette poudre dépurative , qui est sucrée et d'un goût très-agréable , se prend à la dose de deux fortes cuillerées à café (1) , matin et soir, délayées dans un verre d'eau pure ; ce qui fait quatre cuillerées à café , tous les jours , en deux prises. — Lorsqu'il fera trop froid , l'eau devra être chaude , ou simplement dégourdie, à la volonté du malade. — On prendra toujours cette poudre une heure avant de manger, et trois heures après.

A part la poudre végétale qui s'emploie dans tous les cas de syphilis , puisqu'elle a pour objet de purifier la masse du sang , il est quelques

____

(1) Une forte cuillerée équivaut à ce que les cinq doigts de la main réunis peuvent prendre.

moyens accessoires dont je me sers pour abréger
la durée de la maladie ; quelques - uns de ces
moyens seront indiqués dans le cours de cet ouvrage, lorsque je passerai en revue les divers
symptômes de la maladie vénérienne, tandis que
les autres ne seront conseillés aux malades que
lorsque j'aurai bien apprécié leur position; car,
pour qu'une méthode soit toujours efficace, il est
souvent nécessaire de la modifier et de l'adapter
à l'âge, au tempérament et aux habitudes de
chaque indivividu.

MANIÈRE DE SE PURGER.

Chaque fois que le malade devra se purger, ce
que j'aurai soin d'indiquer, il le fera en prenant
dans la matinée ou dans la soirée, si cela lui est
plus commode, deux onces de manne, ou deux
ou trois verres d'eau de Sedlitz, à demi-heure d'in-
tervalle, ou trente ou quarante grains de jalap
délayés dans un demi-verre d'eau pure, auquel on
ajoutera du sucre ou du sirop de gomme. Le malade peut faire usage, s'il le préfère, de quelques
pilules purgatives. Le choix de ces purgatifs est
indifférent, et leur emploi n'empêche pas de sortir. Toutefois on aidera leur effet par quelques
verres d'eau tiède sucrée, par quelques tasses de

bouillon aux herbes, ou bien par quelques tasses d'un thé léger ; cela est au choix du malade.

RÉGIME OU CONDUITE A TENIR PENDANT LE TRAITEMENT.

On ne doit en rien changer son régime, pourvu qu'il soit sain. On devra s'abstenir de bière, de café, de vin pur, d'eau-de-vie et de liqueurs. On doit aussi se priver de viande de cochon, et d'alimens trop salés, vinaigrés ou épicés. On devra se tenir chaudement en hiver, se priver du coït, et ne se livrer qu'à un exercice modéré.

TRAITEMENT

DE LA MALADIE VÉNÉRIENNE

ET DE SES SYMPTOMES.

———◦◦———

DE LA GONORRHÉE

OU ÉCOULEMENT DE LA VERGE.

CETTE maladie, aussi désignée sous les noms d'échauffement, blennorrhagie, chaudepisse, est caractérisée par un écoulement muqueux de couleur jaunâtre, venant du vagin chez la femme, et du canal de l'urètre chez l'homme, accompagné d'un sentiment plus ou moins vif de chaleur et de cuisson douloureuse dans ce conduit, principalement lors de l'émission des urines. La gonorrhée ne suit pas toujours une marche simple et régulière. Dans certains cas, par exemple, elle est bénigne et indolente, au point de n'occasioner ni cuisson ni aucun autre signe d'irritation, les malades ne s'en apercevant que par les traces qu'elle laisse sur le linge. Mais bien souvent elle s'accompagne de symptômes plus graves; la douleur est plus vive : elle se propage tout le long du canal ; la sortie des urines ne se fait que goutte à goutte : elles présentent des stries de sang ; quelquefois le sang coule pur et vermeil. Des érections fatigantes et douloureuses tourmentent les malades jour et nuit. Les aines et les testicules irrités annoncent une chaudepisse cordée. Cet état, que beaucoup d'individus qualifient de simple échauffement, exige toujours, sans exception, l'emploi du traitement végétal. Qu'on sache qu'on s'expose aux plus grands dangers, si l'on a l'imprudence de répercuter par quelques préparations astringentes le principe vénérien.

Quelquefois la chaudepisse est bâtarde, c'est-à-dire qu'au lieu d'avoir son siége dans le canal, elle est située entre le gland et le prépuce. Elle consiste en un écoulement muqueux, puriforme, sortant de l'ouverture du prépuce, et que fournit la surface de ce prolongement cutané. Le traitement de la chaudepisse urétrale et bâtarde est identique.

On prendra, pendant quarante ou cinquante jours environ, la poudre végétale de la manière indiquée page 28, et l'on boira en outre, dans le courant de la journée, pendant quinze ou vingt jours au plus, quatre verres d'eau, auxquels on ajoutera du sucre ou du sirop d'orgeat. L'eau sera tiède ou froide , à la volonté du malade; cependant elle est plus utile chaude surtout en hiver. Le malade portera un suspensoir ; il prendra quelques bains entiers, ou bien il baignera la verge dans du lait ou de l'eau de guimauve tiède : chaque bain local sera d'environ quinze à vingt minutes. Lorsque la chaudepisse est très - douloureuse , je recommande , autant que possible, le repos, des bains entiers ou locaux; et, si l'inflammation ne cessait pas , l'application de quinze sangsues au périnée (endroit situé entre le fondement et les bourses). Une deuxième application de sangsues est quelquefois nécessaire pour faire disparaître entièrement l'état inflammatoire.

MANIÈRE DE TERMINER LES ÉCOULEMENS.

Dès que l'inflammation s'est très-affaiblie, qu'il n'y a que peu ou point d'irritation et que le virus a été combattu par la poudre végétale, on remédie à la faiblesse locale et à l'écoulement qui , dans le plus grand nombre des cas, cesse par le traitement intérieur, en faisant usage, selon les circonstances, de quelques bols toniques, ou, ce que je préfère, de quelques injections fortifiantes auxquelles on associe l'extrait de laitue ou le laudanum dans des proportions convenables. Ces substances très-

calmantes, sont très-propres à faire cesser les
douleurs nerveuses que l'on ressent dans une partie plus ou moins étendue du canal de l'urètre.
Pour faire des injections, on se procure une petite
seringue d'étain à canule courte et arrondie, et
dont le piston joue avec une certaine liberté. Cet
instrument étant rempli, le malade qui a dû ren-
dre par avance ses urines, s'il a besoin de pisser,
applique exactement la canule dans l'ouverture du
canal, tient la seringue entre le pouce et le doigt
du milieu de la main droite, tandis que l'indica-
teur se place dans l'anneau du piston; la main gauche assujétissant la verge, il pousse alors douce-
ment le liquide que contient la seringue; il gardera
le liquide injecté pendant une minute ou deux,
et répétera la même opération deux ou trois fois
de suite le matin et le soir, c'est-à-dire qu'il fera
trois injections matin et soir.

Comme dans l'injection que je prescris, une
partie des ingrédiens est sujette à se précipiter, il
est nécessaire de bien agiter la liqueur avant de
la mettre dans la seringue.

Lorsqu'enfin on est parvenu à arrêter l'écoulement par le secours des injections et de la poudre
végétale, afin de prévenir toute espèce de rechute,
on devra faire encore pendant dix à quinze jours
une seule injection matin et soir, et user·égale-

ment du traitement intérieur aux doses que j'ai déjà indiquées: lorsque l'écoulement sera vers son déclin, le malade se purgera une ou deux fois, ainsi que je l'ai indiqué page 29. Ma préférence pour les injections est fondée sur les avantages que j'en obtiens tous les jours et sur les inconvéniens que présentent les diverses préparations internes qu'on met généralement en usage. Elles contiennent toujours du copahu ou du poivre cubebe, substances qui irritent l'estomac, les intestins, et qui le plus ordinairement n'ont d'autre effet que de dégoûter les malades sans aucun résultat avantageux. Ces médicamens ne peuvent parvenir dans le canal de l'urètre où leur action est nécessaire qu'après avoir parcouru toute l'organisation, et par conséquent perdu leurs propriétés. Tandis, au contraire, que les injections sont d'un effet plus rationel, puisqu'elles portent d'une manière facile et sans intermédiaire le remède sur le mal.

Nota. Les femmes devront, pendant leur flux périodique, continuer l'usage de la poudre végétale, mais s'abstenir de faire des injections.

GONORRHÉE ANCIENNE OU SUINTEMENT HABITUEL.

On donne communément le nom de *gonorrhéé ancienne* ou *suintement habituel* à un écoulement qui persiste après que les symptômes inflammatoire ont disparu. Ces écoulemens, qui durent depuis quelques mois, et souvent depuis plusieurs années, se manifestent sous l'influence du moindre excès. On doit alors penser que le traitement employé n'a été que palliatif, et qu'il est nécessaire de recourir à des moyens plus efficaces.

A cet effet, le malade fera usage de la poudre végétale pendant quarante ou cinquante jours, et terminera son traitement par des injections faites ainsi que je l'ai indiqué page 33.

Le malade se purgera au commencement et à la fin du traitement.

FLUEURS BLANCHES DES FEMMES.

Ces maladies doivent souvent leur origine au principe vénérien dont beaucoup de femmes sont atteintes, lors même qu'elles s'en doutent le moins. Des hommes, en apparence très-sains, peuvent à leur insu leur communiquer la syphilis qui ne se manifeste par aucun symptôme extérieur, mais qui n'en existe pas moins dans la masse du sang.

D'autres fois les *flueurs blanches* tiennent à une acrimonie humorale de nature dartreuse ou écrouelleuse , qu'il est essentiel de détruire si on veut éviter à l'époque critique les cancers ou ulcères de la matrice.

Le traitement complet est de quarante ou cinquante jours. On devra se purger trois ou quatre fois dans le courant du traitement, et faire des injections jusqu'à la cessation complète de l'écoulement; il faut avoir usé du traitement intérieur au moins vingt à vingt-cinq jours avant d'en venir à ce dernier moyen, moyen dont il faut s'abstenir pendant le flux périodique. Il est inutile de dire que la seringue dont se servent les femmes diffère par la forme et la grandeur de celle dont j'ai déjà parlé et qui n'est destinée qu'aux hommes.

CHAUDEPISSE TOMBÉE DANS LES BOURSES.

Le testicule *vénérien* ou la chaudepisse tombée dans les bourses est un gonflement inflammatoire de l'un ou des deux testicules, coïncidant avec la diminution ou la suppression totale d'un écoulement urétral. Cet accident est assez fréquent et affecte plutôt le testicule gauche que le droit. On le voit parfois se porter d'un côté à l'autre. Tout ce qui peut arrêter un écoulement avant qu'il ait parcouru ses périodes et que le principe du mal ait été détruit, est propre à déterminer cette affection,

Ainsi , les bains froids, l'exposition à une température froide et humide, les efforts violens, les coups, les sauts, l'escrime , les longues marches sans suspensoir, toute pression forte sur les bourses ou les cordons spermatiques , et beaucoup d'autres causes analogues peuvent produire cet effet.

On rémédiera à cet accident en faisant usage de la poudre végétale , en buvant dans le courant de la journée trois ou quatre verres d'eau , auxquels on ajoutera du sucre ou du sirop d'orgeat. On posera quinze à vingt sangsues au périnée (endroit situé entre le fondement et les bourses) et on appliquera des cataplasmes de farine de graine de lin sur le testicule jusqu'à la cessation des symptômes inflammatoires. Quelquefois il reste au testicule un peu d'engorgement; on le dissipe en frictionnant matin et soir, pendant une ou deux minutes, la partie affectée avec gros comme une petite noisette d'une *pommade résolutive* qui sera indiquée au malade.

ENGORGEMENS ANCIENS DU TESTICULE.

Ils doivent souvent leur origine aux maladies vénériennes mal guéries; ils peuvent devenir cancéreux, et on est alors obligé d'extirper le testicule malade, ce qui est, comme on le pense bien, très-dangereux.

On peut rémédier à cet état par un traitement intérieur de trois mois environ et par l'usage de la *pommade résolutive* dont je viens de parler. Il sera nécessaire de se purger trois ou quatre fois durant le traitement.

OPHTALMIE OU INFLAMMATION VÉNÉRIENNE DES YEUX.

Elle se manifeste communément après la suppression d'une chaudepisse. Les causes les plus ordinaires de cet accident sont l'impression brusque du froid, surtout lorsque les parties génitales y sont exposées. Quelquefois l'ophtalmie est le ré-sultat d'une inoculation directe, et alors elle se développe avant que l'écoulement ait éprouvé la moindre diminution; c'est lorsqu'un doigt ou tout autre corps chargé de matière blennorrhagique ou de la suppuration d'un chancre, a été porté sur l'œil. Les symptômes qui caractérisent cet état sont l'impossibilité de supporter la lumière, le gonflement des paupières, la rougeur du blanc de l'œil, la sécrétion d'une matière jaune ou ver-dâtre : si on ne s'empresse de combattre cet état, l'œil peut se désorganiser, et la perte de la vue est inévitable.

Le malade fera, matin et soir, usage de la poudre, il boira dans le courant de la journée trois ou quatre verres d'eau auxquels on ajoutera du sucre ou du sirop d'orgeat.

On bassinera l'œil avec de l'eau de sureau tiède, on le soustraira à l'influence du jour, on appliquera sur les parties latérales du cou, derrière l'oreille, douze à quinze sangsues qu'on fera bien couler, on prendra quelques bains de pieds, auxquels on ajoutera une poignée de sel gris et un verre de vinaigre.

Lorsque l'inflammation aura beaucoup diminué, on se bassinera l'œil avec un collyre légèrement astringent qui sera indiqué au malade. On continuera la poudre dépurative, et on se purgera dans le courant du traitement deux ou trois fois assez fortement.

CHANCRES OU ULCÈRES VÉNÉRIENS.

Les ulcères que produit le virus vénérien, en quelque endroit du corps qu'ils soient situés, prennent le nom d'*ulcères vénériens*, ou plus communément de *chancres*, qu'on leur a donné sans doute pour désigner leur naturel rongeur. Ils affectent le plus ordinairement le gland, l'intérieur du prépuce, l'urètre, les grandes lèvres, la bouche, les lèvres, les mamelons; mais on les voit parfois à l'anus, aux yeux, au nez, au palais, au périnée, aux bourses, aux aisselles, aux doigts, aux orteils, tous endroits où la peau est rarement très-sèche.

Les chancres débutent communément par de petites taches rouges, inflammatoires, accompagnées de démangeaisons incommodes, dont le centre s'élève rapidement, devient un peu blanc, vésiculeux, transparent, et laisse échapper une matière roussâtre et corrosive. Bientôt le sommet de ce bouton se creuse, les bords sé durcissent, et la surface ulcérée fournit une matière purulente, fétide et abondante. D'autres fois l'activité du principe contagieux est si grande, que les ulcérations deviennent profondes et peuvent détruire les organes affectés, comme cela se voit souvent. Lorsqu'ils attaquent le palais ou les fosses nasales, ils en carient quelquefois les os. Quelquefois les chancres et surtout ceux de la verge sont peu douloureux ; d'autres fois ils sont tellement inflammatoires, qu'ils causent l'étranglement inflammatoire du prépuce au devant du gland, appelé *phimosis*, ou l'étranglement derrière le gland formant un bourrelet rouge et très-douloureux appelé *paraphimosis*.

Lorsque l'inflammation sera vive et douloureuse, on baignera la verge dans du lait ou de l'eau de guimauve tiède , ou on prendra quelques grands bains; on appliquera sur la partie affectée quelques cataplasmes de farine de graine de lin, ou de mie de pain et de lait; on appliquera au besoin quelques sangsues non loin de la partie malade. Lorsque l'inflammation aura cessé, on pansera les chancres avec du *cérat* ou de la *pommade* de *concombres.* Pour cela faire , il suffit d'étendre une couche de cette pommade sur de la charpie, ou un petit morceau de linge fin , et de l'appliquer sur l'ulcère. Cette opération se renouvellera matin et soir; si les chancres se cicatrisaient avec trop de lenteur, on pourrait les panser avantageusement avec la *pommade résolutive* dont j'ai déjà parlé.

Quels que soient les lieux que puissent occuper les chancres, ils seront pansés de la même manière jusqu'à complète cicatrisation. Pour les ulcères de la gorge seulement , le malade se gargarisera deux ou trois fois par jour avec une chopine d'eau pure , à laquelle il ajoutera deux cuillerées à café d'une *essence détersive* qui lui sera prescrite.

Le traitement intérieur sera de deux mois environ; on se purgera deux ou trois fois à intervalles.

DES BUBONS OU POULAINS.

Le bubon est une tumeur formée par l'engorgement des glandes de l'aine ou du cou. Il est, dans le plus grand nombre des cas, précédé par des chancres qui ont été mal soignés; ils réclament pendant deux ou trois mois l'emploi de la poudre végétale. On applique avec succès, à son début, douze à quinze sangsues pour le dégorger, et des cataplasmes émolliens à la farine de graine de lin. Si le bubon tend à suppuration, on la favorisera par les mêmes cataplasmes; lorsqu'il aura percé, on le pressera légèrement matin et soir pour en faire sortir le pus; ensuite on introduira dans la plaie un peu de charpie, enduite de cérat, pour empêcher qu'elle ne se ferme.

A part la poudre végétale que le malade prendra matin et soir, il boira, dans le courant de la journée, environ quatre verres d'eau, auxquels on ajoutera du sirop de gomme ou d'orgeat.

Si le poulain, au lieu de se ramollir et de suppurer, reste dur, mais sans douleur, après l'usage de quelques cataplasmes de mie de pain ou de farine de graine de lin, on appliquera une emplâtre de *vigo* ou de *ciguë*.

On se purgera trois fois durant le traitement.

EXCROISSANCES VÉNÉRIENNES.

Les excroissances vénériennes qui poussent à la surface de la peau, et qu'on désigne sous les différens noms de condylomes, choux - fleurs, fics, verrues, tubercules, etc., proviennent d'une infection générale du sang. Elles se manifestent le plus ordinairement au nez, dans la gorge, à la surface du gland et du prépuce, au pourtour de l'anus. Elles ne cèdent qu'à un traitement intérieur de trois mois environ; elles seront touchées matin et soir, à l'aide d'un pinceau, avec une *essence détersive* (1). Il est essentiel de ne mettre que peu de ce liquide, et de bien en circonscrire l'application. Si un peu d'inflammation (ce qui ne serait pas un mal) se manifestait dans les parties environnantes, on discontinuerait pendant deux ou trois jours ces applications: on prendrait quelques bains entiers ou locaux avec du lait ou de l'eau de guimauve tiéde, et, après la disparition de l'irritation, on toucherait de nouveau matin et soir, ou une fois par jour seulement, les parties affectées jusqu'à complète guérison. Si on s'apercevait que l'essence déter-

---

(1) Chaque fois qu'on s'en servira, on aura soin d'agiter le flacon.

sive fût trop active , on la mélangerait avec un
peu d'eau avant de s'en servir. Le malade se purgera deux fois dans le courant du traitement.

DOULEURS OSTÉOCOPES.

Ces douleurs aiguës ont leur siége dans les os ;
elles reviennent par intervalles , et sont exaspé-
rées par la chaleur du lit : quoiqu'elles puissent
affecter toutes les parties du corps , elles se manifestent plus spécialement aux reins , aux articulations, aux os du crâne et des membres. Elles
sont un symptôme de la syphilis invétérée. Le
malade se purgera trois ou quatre fois dans le courant du traitement; il frictionnera tous les soirs
les parties douloureuses avec la *pommade résolutive*, et fera usage de la poudre dépurative jusqu'à complète guérison.

EXOSTOSE OU GONFLEMENT VÉNÉRIEN DES OS.

L'exostose ou périostose est un gonflement inflammatoire de la substance osseuse ; les os du
crâne , ceux des bras et des jambes , le sternum
et la mâchoire inférieure en sont le plus affectés:
les parties malades seront soir et matin frictionnées pendant quelques minutes avec la *pommade
résolutive*. On se purgera tous les quinze jours ,

et on usera de la poudre végétale jusqu'à complète guérison.

CARIE VÉNÉRIENNE.

La carie est une véritable ulcération des os ,
maladie dans laquelle leur tissu s'altère dans un
point quelconque de leur surface , et donne lieu
à la suppuration d'une matière fétide. Toutes nos
parties osseuses peuvent se carier; lorsque la carie attaque la tête , elle peut déterminer la surdité
et la cécité; elle cause souvent des cancers qui
rongent le nez et le gosier : j'ai vu un individu
dont l'os du bras était carié , et qui endurait les
souffrances les plus déchirantes par suite de cette
cruelle maladie , qui est presque toujours l'indice
d'une affection vénérienne fortement invétérée ,
et qu'on peut apporter en naissant.

Les plaies qu'occasione la carie seront pan-
sées matin et soir avec la *pommade résolutive*
dont j'ai déjà parlé. Le malade se purgera tous
les quinze jours , et usera de la poudre végétale
jusqu'à complète guérison.

ALOPÉCIE OU CHUTE DES CHEVEUX.

Une maladie vénérienne négligée cause très-
fréquemment la chute des cheveux, des sourcils,
des cils, de la barbe; elle altère les ongles, les
gencives, et occasione souvent la perte des dents.

Les traitemens mercuriels sont fréquemment la cause de ces accidens : on y remédie par l'emploi de la poudre végétale , et en se purgeant tous les dix jours.

DARTRES VÉNÉRIENNES, PUSTULES OU MAUVAIS BOUTONS.

Les dartres, qui se manifestent dans différentes parties du corps , soit qu'elles forment des écailles , des croûtes , des boutons , des ulcères , des taches , sont communément un symptôme de l'infection vénérienne parvenue à son dernier degré. Ces affections de la peau seront traitées par l'usage de la poudre végétale et par l'emploi des purgatifs pris tous les huit jours ; elles seront aussi touchées, de deux jours l'un , avec l'essence détersive, et frictionnées matin et soir avec la *pommade résolutive* dont j'ai déjà parlé. Si elles ne cédaient pas à la puissance de ce spécifique, il est essentiel alors que le malade recourre directement à mes conseils , qui tendront à modifier le traitement selon les périodes de la maladie et la constitution du sujet; j'aurai alors la certitude de combattre victorieusement le mal , attendu que je me suis très-spécialement occupé du traitement des affections dartreuses (1).

---

(1) J'ai publié un Mémoire sur un nouveau mode de traite-

ÉCROUELLES OU HUMEURS FROIDES.

Ces maladies sont caractérisées par le gonflement des glandes du cou, des aisselles et de plusieurs autres parties du corps : le *rachitisme* ou courbure des os (*noueure*), le gonflement du ventre, la déviation de l'épine dorsale, et l'amaigrissement des extrémités inférieures, sont encore un symptôme de cette affreuse maladie, qui doit souvent son origine à un principe vénérien contracté ou transmis par nos parens.

Le malade emploiera la poudre végétale pendant quatre mois environ : il se purgera tous les huit à dix jours ; et, si les glandes sont ulcérées, elles seront pensées matin et soir avec la *pommade résolutive* dont j'ai déjà parlé.

ÉCOULEMENS DE L'ANUS, DU NEZ ET DES OREILLES.

Ces écoulemens, qui sont souvent très-anciens doivent leur origine à une affection syphilitique très-invétérée; on y remédiera en faisant usage de

---

ment pour la guérison des dartres. *D'après un travail sur cette matière, présenté et admis par la Faculté de Médecine de Paris, le 4 janvier 1825,* cet ouvrage, traduit en plusieurs langues, est déjà parvenu à sa 4ᵉ édition.

la poudre végétale, en se purgeant tous les dix jours, et en s'injectant plusieurs fois par jour l'anus, le nez et les oreilles avec une chopine d'eau pure, à laquelle on ajoutera deux cuillerées à café d'*essence détersive*.

DES DIFFÉRENTES MALADIES DONT LE PRINCIPE VÉNÉRIEN PEUT ÊTRE LA SOURCE.

Le virus vénérien une fois introduit dans notre économie, charrié dans le torrent de la circulation, mêlé à nos humeurs, donne lieu aux désordres les plus affreux. Il est donc de la plus grande importance de toujours apprécier la véritable cause de ces maux, qu'on est souvent bien loin de soupçonner lorsqu'on ne s'est point habitué de bonne heure à étudier la physionomie de la syphilis, et les formes infiniment variées qu'elle est susceptible d'acquérir. Pour ne point m'éloigner de la concision que je me suis imposée, je me bornerai seulement à faire l'énumération succincte des maladies dont le principe vénérien peut être la source.

Coup de sang, apoplexie, paralysie.
Mélancolie.
Folie, idiotisme ou imbécillité.
Épilepsie ou haut-mal.

Convulsions, tremblemens des membres.

Douleurs de tête ou migraines.

Douleurs nerveuses, *tic douloureux , sciatique.*

Asthme, coqueluche, croup.

Altération de la voix, nasillement.

Palpitation de cœur, anévrisme du cœur.

Excroissances charnues du cœur.

Maladies des yeux : *inflammation des paupiè-res* et de la *cornée opaque* (blanc de l'œil), *fistule lacrymale, cataracte, perte de la vue.*

Maladies des oreilles : *suintement de sang, d'humeur, douleur et carie des os de l'oreille, bourdonnement, surdité.*

Écrouelles, *carreau, rachitis* ou *noueure.*

Dartres, *boutons de mauvaise nature.*

Exostoses ou gonflement et carie des os.

Obstructions du foie et de la rate.

Hématurie ou pissement de sang.

Colique, diarrhée ou dévoiement.

Cancers du sein, de l'estomac, des intestins, de la matrice, ou ulcère de la matrice.

Gastrite, hémorrhoïdes, érisypèle, clous ou furoncles.

Dépots ou abcès.

Goutte et rhumatisme.

Ulcères de la bouche, du nez, du gosier, de la langue.

Aphthes.

Polypes des narines, des oreilles et de la matrice.

Hydropisie de la *poitrine*, du *ventre*, des *jambes*.

Hydropisie *générale*.

Ulcères des jambes.

Fièvres intermittentes.

Avortement.

Je ne prétends pas avoir placé dans ce tableau toutes les maladies qui doivent souvent leur origine au principe syphilitique; elles sont tellement multipliées qu'il deviendrait fastidieux de les passer toutes en revue. Il me suffira d'ajouter que la maladie vénérienne se transmet par la génération, qu'elle attaque dans ses sources les plus secrètes. Les femmes qui conçoivent, après un commerce impur ont rarement des couches heureuses; elles font des fausses couches; les enfans qu'elles mettent au monde quand ils échappent, ce qui est très-rare, à l'infection vénérienne, sont maigres et apportent en naissant des dispositions à plusieurs maladies, surtout aux affections dartreuses, écrouelleuses et rachitiques. La plupart meurent en bas âge, et lorsqu'ils vivent, ils ont, à leur tour, des enfans qui sont souvent atteints de maux analogues à ceux qui ont affligé leurs premières années.

Les filles nées de parens qui ont été atteints de la syphilis ont beaucoup de peine à se régler, et leur taille tourne facilement; enfin le mal vénérien porte une funeste influence sur l'enfant qu'il arrête dans son développement, sur l'homme jeune encore auquel il prépare une vieillesse prématurée, sur le vieillard dont il hâte la décrépitude et la mort la plus déplorable.

De nombreuses observations, puisées dans ma pratique et dans celles des médecins les plus expérimentés, prouvent qu'un traitement anti‑vénérien, sagement combiné, guérit radicalement toutes ces maladies qui ne sont que des *syphilis déguisées*. Aussi est‑ce avec le plus grand avantage que les malades se soumettent au traitement végétal qui peu à peu amène sans secousse une santé florissante. L'emploi, pendant trois ou quatre mois, de la poudre végétale, suffit plus ou moins cependant selon la gravité de la maladie. Quant aux moyens accessoires, ils trouvent leur emploi selon les symptômes qu'on a à combattre.

DU TRAITEMENT VÉGÉTAL APPLIQUÉ A L'ENFANCE.

Les enfans qui naîtront affectés de la maladie

vénérienne seront toujours radicalement guéris en faisant subir à leurs nourrices le traitement végétal qui , sans nuire à leur santé, communiquera à leur lait des qualités dépuratives infiniment salutaires. La dose de la poudre sera pour la nourrice de deux cuillerées à café matin et soir. Elle sera continuée pendant trois ou quatre mois, temps nécessaire pour la guérison.

Les enfans au-dessous de huit ans, qui, nés de parens malsains , seront soumis à mon traitement, ne prendront la poudre végétale qu'à la dose d'une demi-cuillerée à café matin et soir; les enfans au-dessus de huit jusqu'à quinze prendront deux cuillerées à café de poudre en deux prises ; et au-dessus de cet âge , ils prendront la dose entière.

S'ils sont affectés d'ulcères, quel que soit l'endroit qu'ils puissent occuper, ils seront pansés deux fois par jour avec la *pommade résolutive* , comme il a été indiqué (page 42). Si la maladie syphilitique se manifestait par des excroissances charnues, elles seraient touchées avec l'*essence détersive* une fois par jour, plus ou moins , selon les circonstances et de la manière indiquée (page 44). Le régime à suivre est le même.

CONCLUSION.

De tout ce qui a été dit, il nous est permis de conclure :

1° Que le virus vénérien se transmet des pères aux enfans, qu'il est souvent la source de maladies fort graves, que notre sang peut le receler, lors même qu'aucun signe extérieur ne manifeste son existence;

2° Que le mercure est souvent inefficace, qu'il aggrave quelquefois les maladies vénériennes et qu'en outre il porte une funeste influence sur toute l'organisation qu'il détériore profondément;

3° Que les sirops anti-syphilitiques, qui tous *sans exception* contiennent du *mercure* (1), sont non-seulement inefficaces, mais encore dangereux, et que les préparations décorées du nom de brésilienne, américaine, napolitaine, sont toutes répercussives, et peuvent compromettre l'existence des malades qui ont la bonne foi de penser qu'on peut, à l'aide de ces dangereux médicamens, se

---

(1) Il est facile de constater la présence du mercure dans ces diverses préparations, il suffit de les mettre 24 heures en contact avec une cuiller d'argent, et, pour peu qu'elle noircisse, on aura acquis la certitude de ce que j'avance.

guérir en *quelques jours* d'une maladie qui mal-
heureusement disparaît, et porte tôt ou tard ses
ravages sur des organes essentiels à l'existence.

4° Que la poudre végétale, dépurative, rafraîchissante qui est un heureux mélange de substances sudorifiques, dépuratives, adoucissantes et
diurétiques préparées et réduites en poudre, est
d'une efficacité incontestable et à l'abri du plus
léger inconvénient.

5° Il nous est permis de conclure que cette
poudre végétale est susceptible de guérir les affections vénériennes récentes, ou quelque invétérées qu'elles soient, et de chasser au dehors
le mercure qui est chez quelques individus la
source des plus graves accidens;

6° Qu'elle s'applique avec un égal succès à tous
les âges, à tous les sexes, à toutes les constitutions, à tous les tempéramens;

7° Qu'elle est d'un goût agréable, que son
usage ne nuit en aucune manière aux occupations
habituelles, qu'au contraire l'exercice favorise
son effet, et, qu'attendu qu'elle est d'un emploi
facile, puisqu'il suffit de la délayer dans de l'eau
pure, les voyageurs peuvent en retirer le plus
grand avantage;

8° Qu'elle peut s'administrer dans le plus grand
secret, chose très-essentielle, puisque de lui dé-

pendent souvent le bonheur et la tranquillité des familles ;

9° Que cette poudre végétale est inaltérable, et qu'elle peut se conserver grand nombre d'années quel que soit le climat où elle soit transportée.

10° Nous conclurons enfin que les moyens accessoires, dont j'ai parlé pour combattre les symptômes extérieurs de la maladie vénérienne, concourent avec efficacité à sa guérison radicale.

Tels sont les avantages de la méthode végétale, dépurative et rafraîchissante, fondée sur des milliers d'observations, et dont l'efficacité est constatée par les nombreuses expériences qui ont été faites en Angleterre, en Portugal, en Bavière, en Suède, en Allemagne, dans l'Amérique septentrionale, dans le pays de Hambourg, dans les hôpitaux de Metz, de Strasbourg, ainsi qu'à l'hôpital du Val-de-Grâce de Paris.

Le traitement sans mercure a obtenu les suffrages d'hommes éclairés. Le professeur Chaussier, dont la science et l'humanité déplorent la perte, avait adopté la méthode végétale que je préconise.

Je puis donc espérer qu'elle sera bientôt généralement adoptée non-seulement par les individus affectés de syphilis, mais encore par tous les médecins instruits, qui, dégagés d'une aveugle routine, marchent avec leur siècle et s'éclairent du flambeau de l'expérience.

FIN.